美容の落とし穴に注意！

子どもの
ヘアケア・ネイルケア

監修
小西真絢
巣鴨千石皮ふ科院長
日本皮膚科学会認定専門医

汐文社
ちょうぶんしゃ

はじめに

10代は、体も心も変化するとき。
美容に興味を持ったり、
体のいろいろなことが気になったり、
悩んだりする人もいるでしょう。

みなさんがよく目にするインターネットやSNSには、
美容に関するさまざまな情報があふれていますが、
誤りもたくさんあります。
体のケアを誤ると、肌のトラブルなど
思わぬ「落とし穴」が待っています。
もちろん、清潔にしてさえいれば、
そのままでもステキです。

この本では、みなさんの役に立つ情報を
たくさん載せています。
3巻では、ヘアケアや
ネイルケアについて紹介します。
正しい知識を身につけて、
安全に美容や体のケアを楽しみましょう。

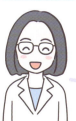

まあや先生

みなさんの悩みや疑問にお答えします!

もくじ

はじめに——02

Part 1 髪の悩みや疑問を解決！——04

Q1 髪を染めてみたい——06

Q2 なぜ髪が染まるの?——07

Q3 金髪にするには?——07

Q4 髪は何でできているの?——08

Q5 ダメージヘアとは?——09

Q6 ダメージヘアは元に戻せる?——09

Q7 シャンプーは毎日した方がいい?——10

Q8 コンディショナー（リンス）、トリートメントってどんなもの?——10

Q9 シャンプー後は、ドライヤーより自然乾燥がいい?——11

シャンプーのやり方、仕上げ方は?——12

Q10 スタイリングってどうやるの?——14

Q11 どうしてくせ毛やちぢれ毛になるの?——14

Q12 パーマをかけてみたい——15

Q13 フケやかゆみが気になる——16

Q14 ブラッシングすると静電気が起きる——16

Q15 正しいブラッシングのやり方は?——17

Q16 ツヤのある健康な髪にするには?——18

Part 2 ネイルの悩みや疑問を解決！——20

Q17 ネイルアートをしてみたい——22

Q18 ジェルネイルってどんなもの?——23

Q19 つめは何でできているの?——24

Q20 つめが伸びるスピードは?——24

Q21 つめにはどんな役割がある?——25

Q22 正しいつめの切り方は?——26

Q23 キレイなつめにするためのケアは?——27

Q24 足のつめがにおう——27

Q25 足のつめが痛い——28

気を付けよう！ オシャレの落とし穴——30

さくいん——31　みなさんへ——31

Part 1
髪の悩みや疑問を解決！

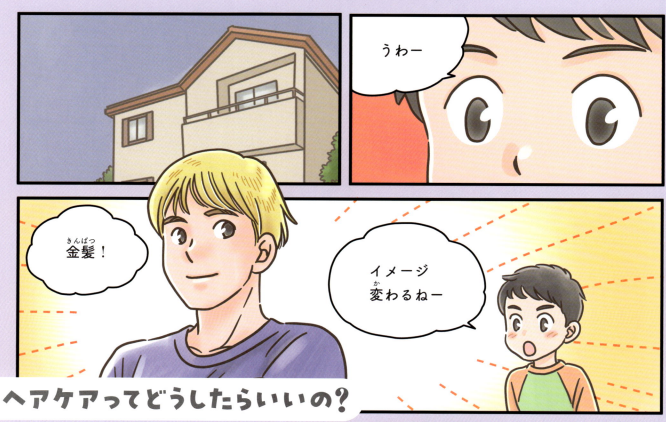

ヘアケアってどうしたらいいの？

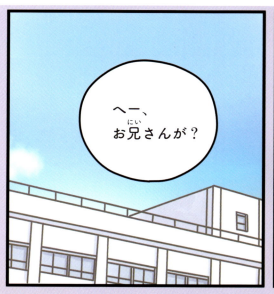

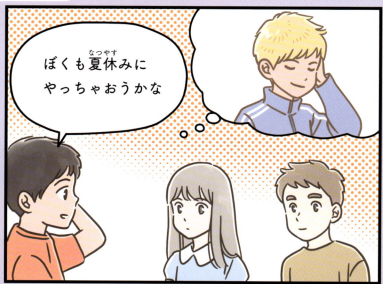

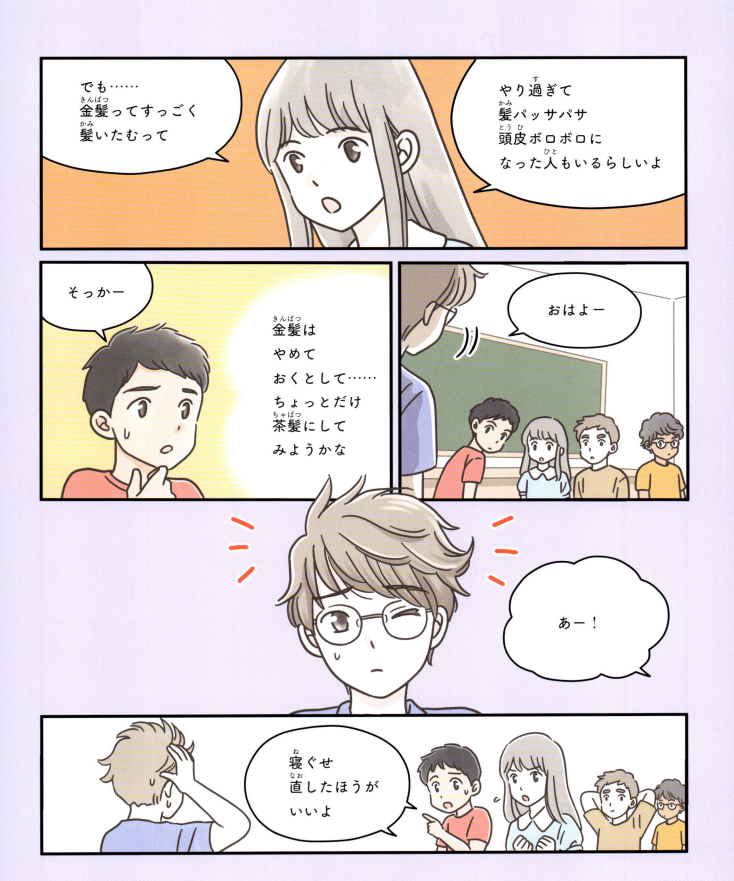

Q1 髪を染めてみたい

赤や緑、ピンクなどさまざまな髪色を楽しんでいる人がいます。髪色を変えることで、自分の個性を表現したり、新しい自分を見つけたり、見た目だけでなく気分も変わることがあるでしょう。

髪を染めるには、ヘアカラーリング剤を使います。体質や肌の状態によって、かゆみやブツブツが出たり、顔がはれたり息苦しくなるなど、**アレルギー反応**を引き起こすこともあります。自宅で染める場合、製品の箱に書いてある注意事項や使用説明書をしっかり確認して、正しく使ってください。

> 📝 **メモ**
> **アレルギー反応**
> 細菌やウイルスなどの異物から体を守る免疫機能が、食品や花粉、薬剤などを異物とみなして過剰に反応し、体に症状が現れること。

おもなヘアカラーリング剤

アルカリ性酸化染毛剤……医薬部外品

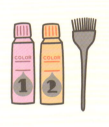

- ヘアカラー、ヘアダイ、白髪染め、おしゃれ染めなど
- おもにアルカリ剤、酸化染料を含む1剤と過酸化水素を含む2剤を混ぜて使用する
- 色持ちは2〜3か月。シャンプーしても色落ちしない

染毛料……化粧品

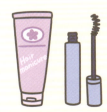

- ヘアマニキュア、カラートリートメント、ヘアマスカラ、ヘアカラースプレーなど
- そのまま使用する
- 色持ちは2〜4週間。洗い流して色を落とせるものもある

> **コラム**
> ## パッチテストは必ず行う
> ○ パッチテストは、ヘアカラーリング剤でアレルギー反応が起こるかどうかを自分で確認する方法。パッチテストで、しっしんやかゆみが出たり、ヒリヒリしたり、皮ふに異常を感じたらヘアカラーリング剤は使えない。
> ○ アレルギー反応はある日とつ然に起こる。過去に異常がなくても、パッチテストは毎回必ず行おう。

Q2 なぜ髪が染まるの？

A 化学物質の作用で、元の髪色である**メラニン色素**[✎]を抜いたり、別の色素をしみ込ませたりすることで、髪の色が変わります。ヘアカラーリング剤によって、染まる仕組みがちがいます。

✎ メモ
メラニン色素
メラニンは髪や肌を黒色にする成分。表皮の細胞の奥にあるメラノサイトという場所で作られ、髪が伸びていくときに中に入っていく。

染毛の仕組み

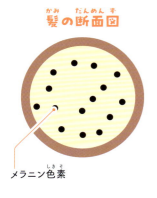

髪の断面図
メラニン色素

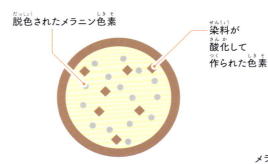

脱色されたメラニン色素
染料が酸化して作られた色素

アルカリ性酸化染毛剤
アルカリ剤でキューティクルを開かせ、過酸化水素がメラニンを脱色。同時に入った染料を酸化して染毛する

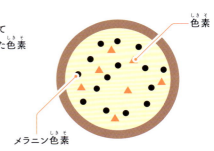

色素
メラニン色素

染毛料
表面についた色素の一部が内部にしみ込んで色がつく

Q3 金髪にするには？

A ヘアブリーチ剤で黒い髪を脱色（ブリーチ）すると、茶色から金色、白色まで変えることができます。脱色は髪の負担が大きいので、くり返すと髪がゴワゴワになったり、切れたり溶けたりすることも……。一度いたんだ髪は、二度と元には戻りません。よく考えて！

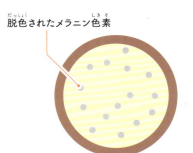

脱色されたメラニン色素

ヘアブリーチ剤
メラニンがうすくなる

Q4 髪は何でできているの？

A たんぱく質が主成分です。ほかに脂質や水分、メラニンでできています。外側からキューティクル、コルテックス、メデュラの3つの層に分かれています。

キューティクルは、うすいうろこのようなものが重なり合って、髪の内部組織を守っています。コルテックスは繊維状のたんぱく質の束で、髪のしなやかさや強さのもとになります。髪の85～90％を占め、髪の色を決めるメラニン色素も含まれています。メデュラは空気を含む構造で、ダメージをやわらげたり断熱効果があるといわれています。

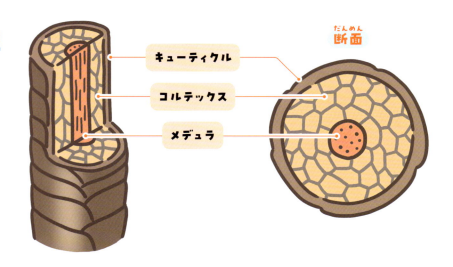

髪の構造／断面：キューティクル、コルテックス、メデュラ

コラム

髪色のちがい

○ 髪の色は、ひとりひとりちがう。おもにコルテックスに含まれるメラニン色素の種類と量によって色が決まる。メラニン色素にはユーメラニン（黒褐色系）とフェオメラニン（黄赤色系）があり、ユーメラニンが多いと黒い髪になる。

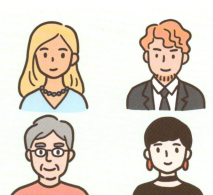

Q5 ダメージヘアとは？

A 髪がパサついたり、からまったり、ツヤが失われたり、枝毛や切れ毛 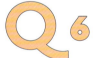 があるなど、トラブルが起きている状態を表します。

髪を守っているキューティクルがはがれたり傷ついたりすると、髪内部の水分やたんぱく質が流れ出し、ダメージヘアの原因となります。

📝メモ

枝毛・切れ毛
枝毛は髪の毛先が枝のように縦にさけている状態。切れ毛は髪の途中から切れている状態。

キューティクルの状態

健康な髪　**いたんだ髪**

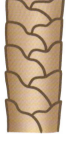 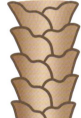

きれいに整っていて、表面はなめらか

はがれたり欠けたりして、なめらかではない

Q6 ダメージヘアは元に戻せる？

A 髪はつめと同じように、切っても痛くないですね。それは、生きていないから。ダメージを受けた髪に、自分で回復する力はありません。

髪はとてもデリケートです。乾燥、熱、まさつ 、紫外線など、外部刺激からダメージを受けています。シャンプーやドライヤー、ブラッシングなど毎日のヘアケアも、髪をいためないように注意しましょう。

📝メモ

まさつ
髪が、枕やタオル、衣服やマフラー、スカーフなどとこすれることでまさつが起きて、ダメージを受ける。

Part 1 | 髪の悩みや疑問を解決！　09

Q7 シャンプーは毎日した方がいい？

髪は汚れやにおいが付きやすく、頭皮は皮脂が多い場所。そのままにしておくと、雑菌が増えてフケやかゆみの原因になります。その日の汚れはその日のうちに洗い流しておきましょう。

シャンプー前にぬるま湯でていねいに洗い、**シャンプー剤**[✏]はよくあわ立てて、頭皮をマッサージするように洗います。シャワーで髪をサッとぬらしてシャンプー剤を直接つけてつめを立ててゴリゴリ……というのは髪や地肌をいためますよ。

> ✏ メモ
> **シャンプー剤**
> 髪や頭皮の汚れを落として健康を保つための洗浄用化粧品。

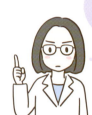

洗い過ぎは逆効果！

Q8 コンディショナー（リンス）、トリートメントってどんなもの？

コンディショナー（リンス）には、髪の表面をコーティングし、保湿する役割があります。トリートメントは、髪の表面を整えながら、髪の内部にしみ込んで栄養を補給します。

シャンプーで汚れを取り除いたあと、髪の表面の保護や保湿などのケアをしておくと、ダメージから守ることができます。

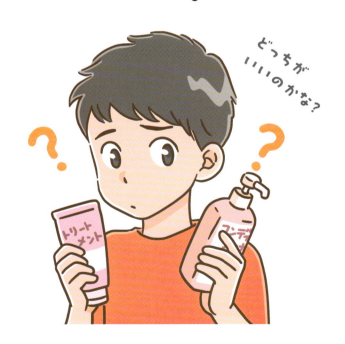

どっちがいいのかな？

Q9 シャンプー後は、ドライヤーより自然乾燥がいい？

A 水分を含んだ髪はいたみやすいので、ドライヤーでしっかり乾かしましょう。ぬれたままや生乾きのまま寝てしまうと、キューティクルが枕とのまさつで傷ついたり、寝ぐせの原因になったりします。

ドライヤーの熱風［📝］もダメージになるので、使うときは髪から20〜30センチ離し、頭皮を乾かすように風を当てます。根元から毛先にドライヤーを動かし、全体が乾いたら、最後に冷風を当てるとキューティクルが引きしまります。

> 📝 **メモ**
> **ドライヤーの熱風**
> 一般的なドライヤーで、吹き出し口から3センチのところで測った平均温度は100〜120℃。

コラム

ヘアアイロンのやけどに注意！

○ ヘアアイロンは、髪のくせやうねりをストレートに変えたり、カールやウェーブを作ったり、スタイリングする際に活躍するアイテム。使用中、高温のプレートで、おでこや顔まわり、首、指や手などをやけどしないように気を付けて！

○ おでこを守るようにヘアバンドを付けたり、首にタオルを巻いたりしておくと、やけどを防げる可能性が高い。もし、やけどした場合はすぐに冷やし、皮ふ科を受診する。そのままにしておくと、あとから痛みや水ぶくれが出たり、跡が残ることもあるので、早めの受診を！

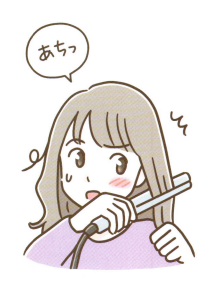

あちっ

Part 1 ｜ 髪の悩みや疑問を解決！

シャンプーのやり方、仕上げ方は？

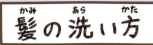
髪の洗い方

① 髪をブラッシングして、からまりやもつれをほぐし、表面についた汚れを落とす

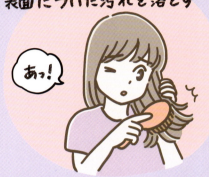

あっ！

② ぬるめのお湯で頭皮と髪をていねいに洗う（3分くらい）

○ これで汚れの大半が落ちる

③ 手のひらにシャンプーを取り、よくあわ立ててから、頭皮や髪につけて洗う

○ シャンプーを直接つけるのは髪や頭皮に負担がかかるのでNG

④ 頭皮を傷つけないよう、つめを立てずに指の腹で頭皮をマッサージするように指先を細かくジグザグ動かしながら洗う

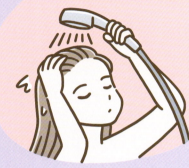

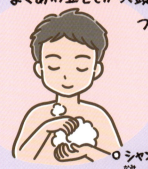

頭皮をゴシゴシ洗いすぎると、皮脂が増えてフケやにおいのもとになりますよ

⑤ シャンプーをきれいに洗い流す

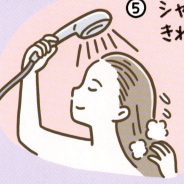
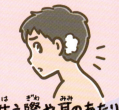

○ 生え際や耳のあたりは残りやすいので、ていねいにすすぐこと！

仕上げ方

① コンディショナー（リンス）またはトリートメントをつけて、軽く流す

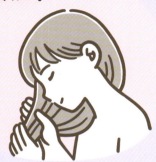

② タオルで髪や頭皮の水分を吸い取る
タオルでやさしく頭皮を押さえ、髪はタオルにはさみこむようにして押さえる

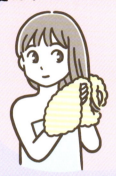

○ 頭皮や髪をゴシゴシこすらないこと

③ 頭皮に水分が残らないように、ドライヤーでしっかりかわかす
ぬれたままだと蒸れたり雑菌が増えたりする

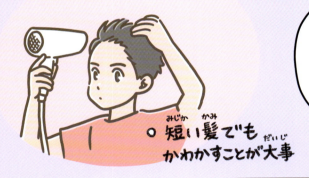

○ 短い髪でもかわかすことが大事

> 髪は汚れやにおいがつきやすく、頭皮は皮脂が多い部分なので、清潔にしておきましょう！

> 洗いすぎや、すすぎ残しはトラブルのもとになるので気を付けて！

寝ぐせを直すには？

① くせができている部分を根元からぬらして水分をなじませる

ぬらしたタオルを電子レンジであたためて蒸しタオルにして当てるのも効果的

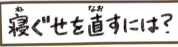

直るかなあ

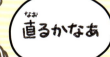

② ドライヤーで表面だけでなく根元からかわかす

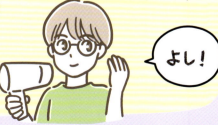

よし！

Part 1 髪の悩みや疑問を解決！

Q10 スタイリングってどうやるの？

A 好きなヘアスタイルにしたり、くせ毛やうねりを整えたりすることをスタイリングといいます。手やクシ、ブラシ、カーラー、ドライヤーやヘアアイロンなどで形を作ります。形をキープしたりツヤを与える**スタイリング剤**[✎]を使って仕上げる方法もあります。

✎ メモ
スタイリング剤
ジェルやワックス、クリーム、スプレー、フォーム・ムースなどがある。それぞれ特徴があるので、スタイルに合わせて選ぶ。

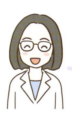

スタイリング剤を使ったら、シャンプーでしっかり落とすことも忘れずに！

Q11 どうしてくせ毛やちぢれ毛になるの？

A くせ毛の原因は、髪内部のたんぱく質の結合がずれていたり、毛穴が曲がっていたりすることだといわれています。遺伝することも多く、親がくせ毛だと子どももくせ毛になりやすい傾向にあります。成長とともに変化するホルモンバランスの影響で、髪質が変わることもあるようです。

　サラサラのストレートヘアでなければ……という考えはかたよっています。くせ毛を生かすようなスタイリングで、自分らしさを表現するのもよいのではないでしょうか。

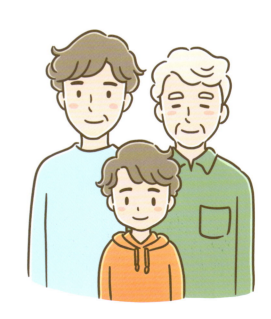

Q12 パーマをかけてみたい

パーマは、パーマネントウェーブの略。薬剤を使って髪内部のたんぱく質を変化させ、**ウェーブ**[✎]を付けたり、まっすぐに伸ばしたりする技術です。ドライヤーやヘアアイロンで作ったスタイルとちがって、水にぬれても形がくずれないことが特徴です。

一度パーマをかけると、かんたんに落とすことはできません。また髪や頭皮へのダメージも大きいので、子どもにはすすめられないものです。

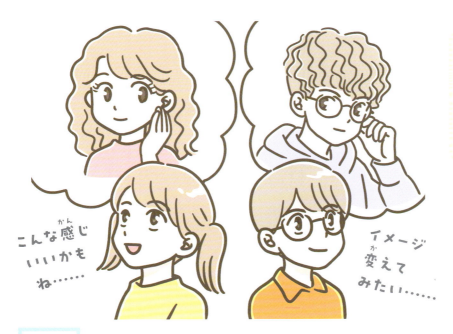

✎ メモ

ウェーブ
「波」の意味。波のようなうねりのある形をした髪のことを指す。

コラム

縮毛矯正とは？

○縮毛矯正は、特殊な薬剤を使って、ちぢれた髪やくせの強い髪をストレートにする施術のこと。一度施術した部分は半永久的にストレートのままだが、新たに伸びる髪はくせのある元の状態で生えてくる。ストレートをキープするには定期的な施術が必要で、費用も高額になる。

Part 1 | 髪の悩みや疑問を解決！

Q13 フケやかゆみが気になる

A フケやかゆみは、頭皮の皮脂や汚れに付いた細菌がおもな原因です。ときには炎症につながることもあります。まずは毎日のシャンプーで、頭皮を清潔にすることが大切です。

かゆみは、乾燥やシャンプーの刺激のほか、**シラミ**[✎]が原因のこともあります。強烈なかゆみやしっしんなどがある場合は、皮ふ科を受診しましょう。

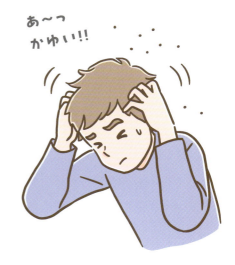

あ〜っ　かゆい!!

✎メモ

シラミ
寄生虫の一種。頭にすみつくアタマジラミは、血を吸って卵を産み、繁殖する。髪と髪の接触や、帽子やシーツ、ヘアブラシなど髪に触れるものから感染する。

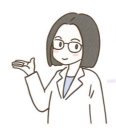

かゆみがあっても、つめを立ててかいたりしないように！

Q14 ブラッシングすると静電気が起きる

A 水分の少なくなった髪はパサつき、ブラシとこすれ合うと**静電気**[✎]が起きやすい状態になります。髪も肌と同じように、乾燥する季節やシャンプー後には、うるおいを与えるようにトリートメントなどでケアしましょう。

ブラッシングのやり過ぎ、ドライヤーの使い過ぎ、シャンプーのときにもみ洗いするのもパサつきの原因になりますよ。

✎メモ

静電気
物体にたまった電気のこと。乾燥しているとたまりやすい。まさつなどによって放電される。

Q15 正しいブラッシングのやり方は？

ブラッシングは、ヘアケアの方法のひとつです。髪に付いたホコリや汚れを落とし、指のとおりをよくします。また頭皮をマッサージして血行をうながすことで、健康な髪が生えやすくなります。

まずは毛先からとかし、毛のからまりやもつれをほどきます。髪の長い人は、中間から毛先へ、そして髪の根元から毛先へと、ブラシを上から下へやさしくゆっくり動かします。

ブラシを強く当てたり、同じところを何度もブラッシングするとまさつで髪をいためてしまうので注意しましょう。

ブラッシングの手順

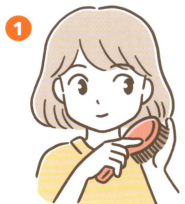

❶ 毛先からとかす

❷ 上から下へとブラシを動かす

コラム

ヘアブラシの素材

○ いのししや豚などの動物の毛を利用した「天然毛」と、プラスチックやナイロンなどの「人工毛」がある。天然毛には水分や油分が含まれているので、髪にツヤを与え、静電気も起こりにくい。価格は高め。人工毛は熱に強いのでドライヤーといっしょに使える。手入れがしやすく、手ごろな価格。両方のよいところをミックスした混合毛もある。

Part 1 | 髪の悩みや疑問を解決！ 17

Q16 ツヤのある健康な髪にするには？

健康な髪は、毎日のケアが重要です。髪と髪を育てる頭皮を守ることがポイント。髪は保湿、頭皮は清潔にすることを心がけてください。

また、バランスのよい食事も髪を元気にします。肉類・魚類・大豆製品などに含まれるたんぱく質、野菜やナッツ類に含まれるビタミン・ミネラル、ほうれん草や貝類に含まれる鉄分は、髪にとっても大事な栄養素です。

健康な髪はそのままでもステキ。ヘアスタイルを変えてみたり、**ヘアアレンジ**［✎］を工夫したり、髪でオシャレを楽しむこともできます。いためないようにしましょう。

✎ メモ

ヘアアレンジ
元のヘアスタイルに手を加えて、別のスタイルにすること。結ぶ、まとめる、編むなどのほか、ピンやバレッタなどを使ったものもある。

コラム

髪も日焼けする

○ 紫外線ケアは、肌だけでなく髪にも必要。紫外線は髪の中まで入り込み、髪の主成分であるたんぱく質にダメージを与え、ごわついたり、ツヤがなくなったりする。

○ なるべく帽子や日がさを使って防ぐようにしよう。ぬれた髪は紫外線を吸収しやすいので、海やプールに行ったときも、できるだけ乾いた状態にしておくとよい。

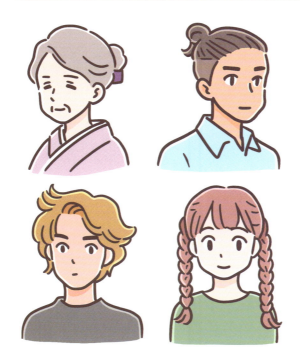

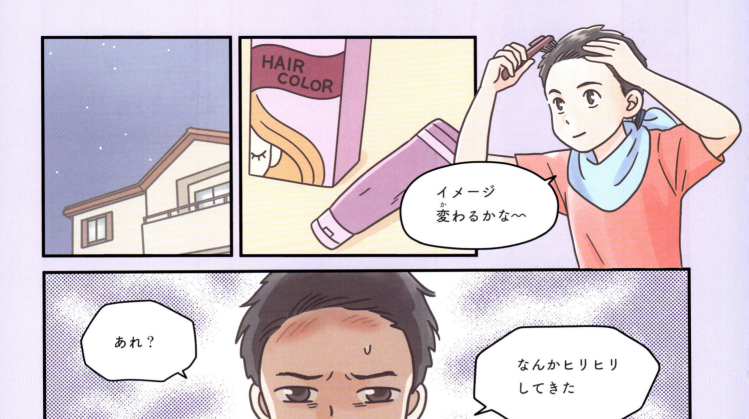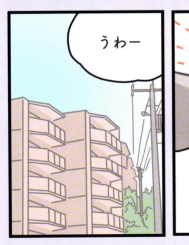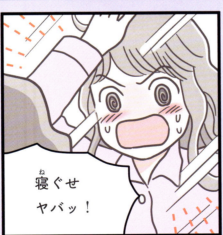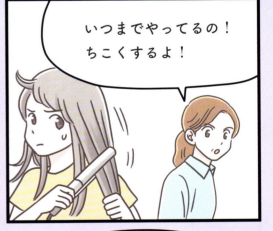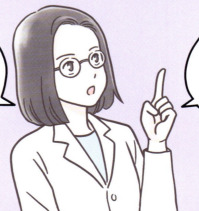

Part 2
ネイルの悩みや疑問を解決!

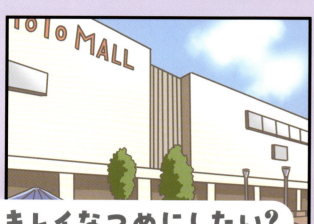
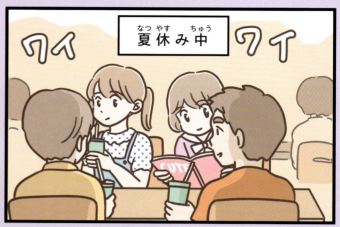

キレイなつめにしたい?

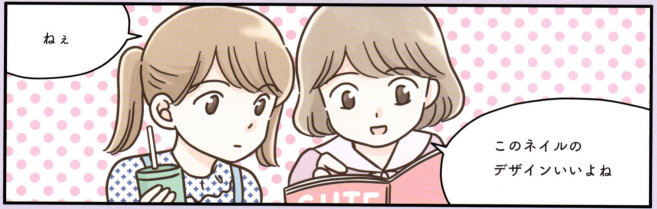
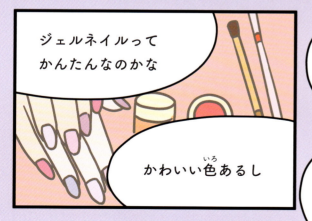
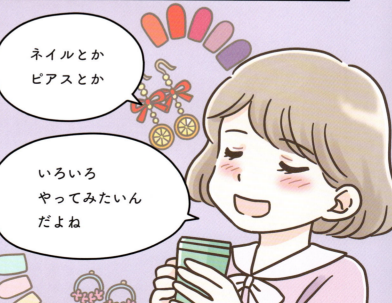

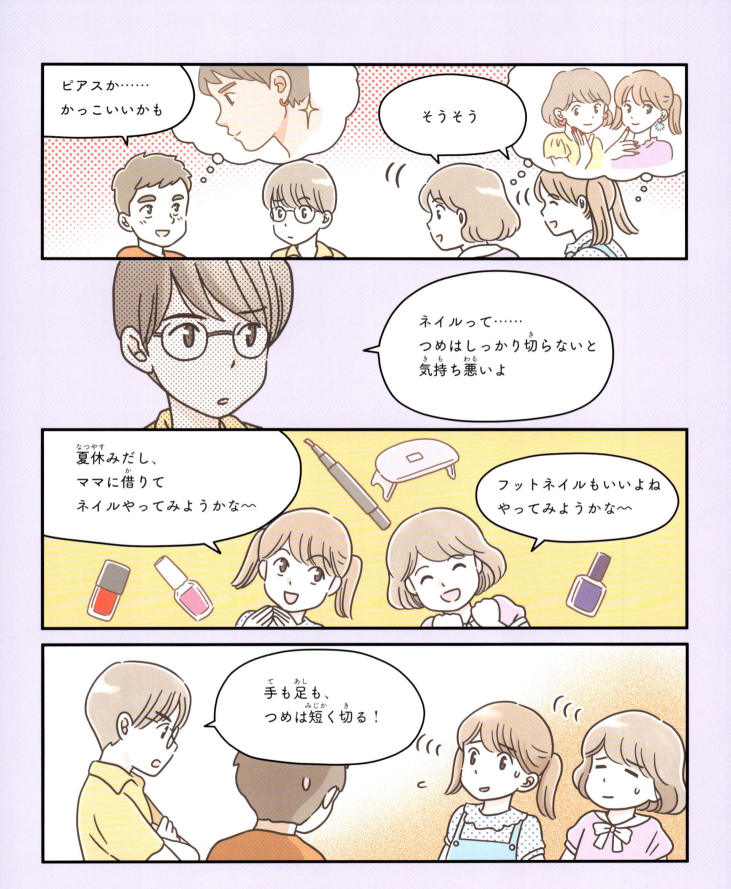

Q17 ネイルアートをしてみたい

ネイルはつめのこと。ネイルアートは手足の指先をカラフルにしたり、もようをデザインしたりするもので、季節や気分に合わせて楽しめますね。

ネイルアートには、**マニキュア**[📝]（ポリッシュ）、ジェルネイル、ネイルチップ（付けづめ）、ネイルシールなどがあります。一般的なマニキュアやジェルネイルにはアレルギーを引き起こす成分が含まれているものが多く、つめや肌に直接触れると、かぶれなどのトラブルにつながる可能性があります。子どものつめはうすく、刺激に弱いので、みなさんにはおすすめできません。

子どもが安心して使える水性ポリッシュや、ネイルチップ、ネイルシールなどで、手先や足元をかわいくするといいですよ。

📝 メモ

マニキュア

つめに色をぬる化粧のこと。また、その液（ポリッシュとも呼ばれる）を指す。もともとはラテン語のマヌス manus（手）とキュア cure（手入れ）が合成された言葉で、「手の手入れ」という意味。

コラム

いろいろなネイル

- **マニキュア（ポリッシュ）**——つめに色をぬる液体。
- **ジェルネイル**——ジェル状の合成樹脂液体をぬり、専用のライトを当てて固める。
- **水性ポリッシュ**——水が主成分で、体に有害な化合物を含まない。
- **ネイルチップ（付けづめ）**——つめ型の素材に色やもようがデザインされ、両面テープや接着剤でつめに付ける。
- **ネイルシール**——色やもようがデザインされたつめ型のシール。そのまま貼ってはみ出し部分をカットする。

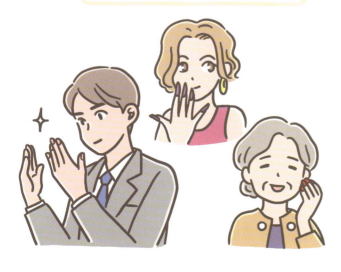

Q18 ジェルネイルってどんなもの？

A ジェルのような合成樹脂液体をつめにぬり、専用のライトを当てて固めるネイルのことです。ツヤツヤした仕上がりで、ぬったジェルの上に、もようやイラストを描いたりストーン[✎]などを付けたり、自由にデザインを楽しめるのが魅力です。

つめに密着しているので落とす際は時間と手間がかかります。また、ジェルネイルをくり返しているとつめが酸素不足になったり、弱ってきたりすることもあります。

はがせるタイプのジェルネイルは、落とすのもかんたんです。つめの負担も軽くなるので、使いやすいかもしれません。

ジェルネイルの手順 ＊はがせるタイプの場合

① ジェルをぬる ▶ ② ライトで固める ▶ ③ 完成

✎ メモ
ストーン
ネイルアートに使うキラキラした石のパーツ。プラスチックやガラスでできている。

コラム

除光液とは？

● マニキュアを落とす際に使う溶剤のこと。除光液の多くに、ツンとしたにおいを発する「アセトン」という化学物質が含まれている。このにおいや成分を吸い込むと、目の痛みや頭痛、はき気などが起こることもあるので、子どもは使わない方がよい。

● アセトンを含まない除光液も販売されているが、つめが乾燥して白くなったり、うすく弱くなったりするなどのトラブルが起こる場合もある。除光液を使わずに落とせるマニキュアを選ぶようにしよう。

Part 2 | ネイルの悩みや疑問を解決！ 23

Q19 つめは何でできているの？

A つめは皮ふの一部です。おもに、たんぱく質の一種である繊維状の**ケラチン**でできています。つめは1枚ではなく3層構造で、表面から背爪（トッププレート）、中爪（ミドルプレート）、腹爪（アンダープレート）といい、うすい3枚のつめの繊維が縦・横・縦に重なっています。このような構造だから、かたいのに柔軟性があるのです。

> 📝 **メモ**
>
> **ケラチン**
> つめ、皮ふ、髪、また動物の角や羽毛、うろこなどに含まれている。とても強固で安定性が高く、体を保護し、外部のダメージから細胞を守る働きを持つ。

つめの3層構造

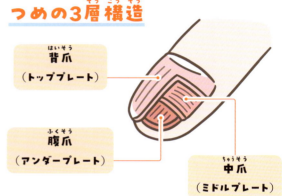

Q20 つめが伸びるスピードは？

A つめは皮ふと同じように**ターンオーバー**があります。つめの根元で新しい細胞が作られ、古い細胞を押し上げて伸びていきます。つめの先が伸びているわけではありません。

健康な成人で、手のつめは1か月で約3ミリ伸びるといわれています。足のつめは手のつめより厚いので、2倍くらいの時間がかかります。季節や年齢、指によっても、伸びるスピードは変わります。

> 📝 **メモ**
>
> **ターンオーバー**
> 一定期間のサイクルで、古い細胞が新しい細胞に入れかわること。

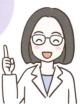

健康的なつめを育てるには、食生活や睡眠も大事ですよ！

Q21 つめにはどんな役割がある？

A 指先を保護しています。外部からの衝撃をやわらげてケガから守ったり、細菌の侵入を防いだりします。

手のつめには、指先の力加減をコントロールして、小さい物をつかみやすくする役割があります。スムーズにボタンをかけたり、えんぴつをにぎれるのも、つめのおかげです。

足のつめは、体をしっかり支えるとともに、歩いたり走ったりする際に重要な役割を果たしています。地面をけり出すとき、つま先に力を入れてバランスを保ち、スムーズな動きをサポートします。つめがなかったら、ボールを強くけることもできません。

また、皮ふと同様に温度や痛み、物のかたさなどを感知して、脳に伝えています。小さな部位ですが、日常生活で大きな役割を担っています。

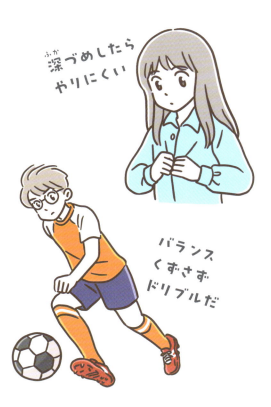

深づめしたらやりにくい

バランスくずさずドリブルだ

コラム

つめの色で健康チェック

○ 健康な状態のつめはうすいピンク色。体に不調が現れるとつめの色が変化する。手足のつめ全体に色の変化が見られたら、病気がかくれているかもしれない。医師に相談しよう。

▶ **白色**——鉄欠乏性貧血、低色素性貧血などの疑い
▶ **赤色**——脳梗塞、心筋梗塞、多血症などの疑い
▶ **黒色**——内出血、皮ふがんなどの疑い
▶ **黄色**——つめ水虫、感染症などの疑い
▶ **緑色**——緑膿菌などの感染症の疑い

Part 2 | ネイルの悩みや疑問を解決！

Q22 正しいつめの切り方は？

つめを切るのは、入浴後がおすすめです。水分を含んでやわらかくなっているので切りやすいですよ。つめは変形や痛みを防ぐために、**スクエアオフ**に整えましょう。

まず、つめの中央部分が指先と同じくらいの高さになるように、まっすぐに切ります。次につめの角を少しだけ切り、つめヤスリで丸くけずって仕上げます。短く切り過ぎたり、角を深く切り落とさないようにすることがポイントです。

正しい切り方

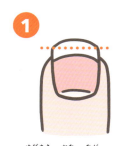
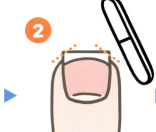
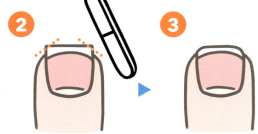

① 指先と同じ長さで、つめの上部をまっすぐに切る

② 角を少しだけ落としてヤスリで丸くけずる

③ 完成
- 全体的に四角い形に
- 指先と同じくらいの高さ
- つめの両角を丸く残す

あやまった切り方の例

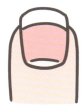
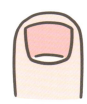
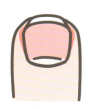

つめが長過ぎるとくつなどに圧迫されて、変形したり痛みが出たりする

つめが短過ぎると指先の皮ふが盛り上がり、つめの伸びがじゃまされて変形しやすくなる

つめの角を切り落とすと、つめが皮ふに食い込んで炎症を起こし、痛みが出たりする

📝 メモ

スクエアオフ
全体的に四角形である「スクエア」に整えたあと、角を丸くする形のこと。

コラム

つめ切りの種類

- **てこ型**――多くの人に使われているなじみのあるタイプ。握力の弱い子どもでも無理なく扱うことができる。
- **ニッパー型**――工具のニッパーに似た形をしている。厚みのあるかたい足のつめや変形してしまったつめを切るのに適している。

キレイなつめにするためのケアは？

A 　つめも皮ふの一部です。水分が不足すると、表面に筋が入ってデコボコしたり、二枚づめ[✎]になったり、ささくれができたりします。子どものつめは乾燥しやすいので、スキンケアと同じように、手のつめにも足のつめにもクリームやオイルをぬって、しっかり保湿することが大事です。

　ささくれは、放置すると衣類にひっかけて傷が深くなったり、炎症を起こしたりします。つめ切りやまゆ毛用のハサミなどを使って、根元からていねいにカットしましょう。指で引っ張って取るのはNG！　ささくれが広がってダメージが大きくなりますよ。

　つめみがきを使ってつめの表面を平らにけずり、ピカピカにするのもオシャレですね。やり過ぎるとつめがうすくなるのでほどほどに！

✎ **メモ**
二枚づめ
つめの先が欠けたり割れたりして、二枚になること。

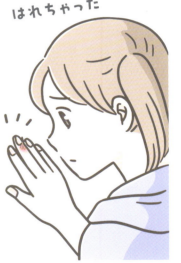

ささくれ
むいたら
はれちゃった

足のつめがにおう

A 　においの原因はおもに細菌やアカ。くつやくつ下をはいていると、足は蒸れやすくなります。足のつめを長くしていると、つめと皮ふの間にアカや汚れがたまり、蒸れて細菌が繁殖しやすくなります。つめを正しい長さ・形にカットしておくことが、におい防止につながります。

　そして、お風呂に入ったときにつめのまわりをていねいに洗い、上がったらつめの中や側面にたまったアカを取り除きます。皮ふやつめをいためないようにやさしくケアしましょう。

Part 2｜ネイルの悩みや疑問を解決！

Q25 足のつめが痛い

つめが痛む代表的なトラブルに、「巻きづめ」「陥入爪」「ひょうそ」があります。
「巻きづめ」は、足に合わないくつをはいたり、深づめ[📝]をすることで、つめ全体がロール状に曲がって変形する病気です。つめの両側または片側が内側に巻き込んで、痛みや出血、炎症が起こることも……。

つめの角がとがって皮ふや皮下組織に刺さる「陥入爪」は、まちがったつめの切り方がおもな原因です。食い込んだつめの先にある皮ふは盛り上がって炎症を起こし、押されると強い痛みがあります。

「ひょうそ」はつめ周囲炎とも呼ばれる病気です。深づめやささくれがおもな原因で、皮ふや皮下組織に細菌が入り込んで炎症が起こります。痛みがあって赤くはれたり、うみがたまったりします。

どれも日ごろから正しくていねいにケアをしていれば、防ぐことができますね。痛みがあったら、皮ふ科や整形外科を受診しましょう。足元のオシャレは、健康的でキレイなつめが大事なポイントですよ！

巻きづめ・陥入爪

正常な足のつめ

巻きづめ
つめが内側に巻いている

陥入爪
つめが皮ふに食い込んでいる

📝 メモ
深づめ
指先の皮ふや、つめの下にある皮ふが見えるまでつめを切ってしまったり、歯でかんで短くなったりした状態。

ひょうそ

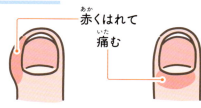
赤くはれて痛む

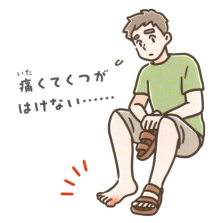
痛くてくつがはけない……

28

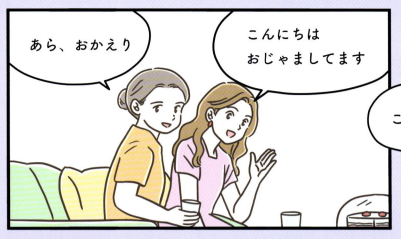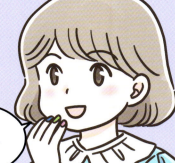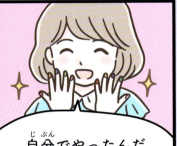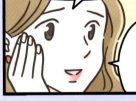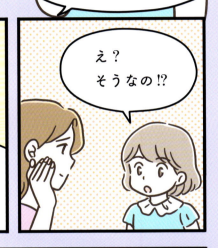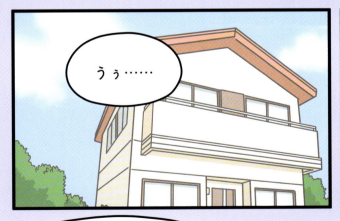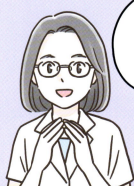

\気を付けよう!/
オシャレの落とし穴

カッコよく見せたり、個性を出したり、ちがう自分になったり、オシャレにはいろいろな楽しみ方があります。試してみたいこともあるでしょう。中には、体に影響が出たり、取返しがつかなくなるケースもあるので気を付けて! よく調べたり、情報を集めたりして、安全なオシャレを心にとめておきましょう。

注意したいオシャレの例

● ピアス

ピアスは、体の一部に直接穴を開け、その穴に差し込むようにしてつけるアクセサリー。穴を開けるときは、感染や炎症を防ぐために、医療機関で行うのが安心。お店で道具を買って自分で開けることもできるが、トラブルが起きやすい。ピアスが皮ふの下にうまったり、細菌感染して出血したりはれたり、金属アレルギーによるかぶれやかゆみが出ることもある。

● タトゥー

入れ墨・刺青ともいう。古くからある皮ふに施すオシャレのひとつで、自分を表現する手段にしている人もいる。一度入れたら消し去ることは非常にむずかしく、元の状態には戻らない。また、インクを皮ふに入れるので、感染症やアレルギーなどのリスクがある。後悔しないように!

● 厚底シューズ・ハイヒール

足が長く見えたり、スタイルがよく見えることなどから、厚底シューズやハイヒールは人気。厚底シューズは、地面と足が遠くなるので歩きにくく、バランスをくずして転んだり足をひねったりする人も多い。ハイヒールは足の前の方に体重が集中して安定しないので、足首をねんざしたり骨や筋肉がゆがむことがある。また、魚の目や外反母趾の原因になることもある。たくさん歩いたり、長い時間はき続けるのはさけた方がよい。

さくいん

厚底シューズ	30	頭皮	05, 10, 11, 12, 13, 15, 16, 17, 18
アレルギー反応	06		
枝毛	09	ドライヤー	09, 11, 13, 14, 15, 16, 17, 19
キューティクル	07, 08, 09, 11		
切れ毛	09	トリートメント	10, 13, 16
金髪	04, 05	二枚づめ	27
くせ毛	14	ネイルアート	22, 23
ケラチン	24	寝ぐせ	05, 11, 13, 19
コンディショナー（リンス）	10, 13	ハイヒール	30
		ピアス	20, 21, 30
ジェルネイル	20, 22, 23	皮脂	10, 12, 13, 16
シャンプー	06, 09, 10, 11, 12, 14, 16	深づめ	25, 28, 29
		フケ	10, 12, 16
縮毛矯正	15	ブラッシング	09, 12, 16, 17
除光液	23	ヘアアイロン	11, 14, 15, 19
スタイリング剤	14	ヘアカラーリング剤	06, 07
ターンオーバー	24	ヘアブリーチ剤	07
タトゥー	30	まさつ	09, 11, 16, 17
ダメージヘア	09	マニキュア	22, 23
茶髪	05	メラニン色素	07, 08
つめ切り	26, 27		

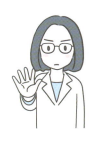

みなさんへ

顔や体は、ひとりひとりちがいます。見た目について誰かと比べて思い悩むより、自分らしさを大切に！ きちんとケアされた肌、髪やつめは、そのままでもキレイですよ。また、見た目で人を判断したり、口にしたりするのはやめましょう。悪気がなくても、傷つく人がいることを心にとめておいてください。

31

監修

小西真絢［こにし・まあや］

◎巣鴨千石皮ふ科 院長／日本皮膚科学会認定 専門医

文

秋山浩子

マンガ・イラスト

藤本たみこ

デザイン

小沼宏之［Gibbon］

美容の落とし穴に注意！
子どものヘアケア・ネイルケア

2025年3月　初版第1刷発行

監修————**小西真絢**

文————**秋山浩子**

マンガ・イラスト————**藤本たみこ**

発行者————**三谷光**

発行所————**株式会社汐文社**

　　　　　　〒102-0071　東京都千代田区富士見1-6-1

　　　　　　TEL 03-6862-5200 ｜ FAX 03-6862-5202

　　　　　　https://www.choubunsha.com/

印刷————**新星社西川印刷株式会社**

製本————**東京美術紙工協業組合**

ISBN 978-4-8113- 3186-7